7.

MÉMOIRE
SUR UNE
NOUVELLE EAU MINÉRALE
SULFUREUSE,

Découverte dans la vallée de Montmorenci
près Paris, en 1766.

Par le P. COTTE, Prêtre de l'Oratoire & Curé de Montmorenci,
Correspondant de l'Académie Royale des Sciences.

Et Analyse de la même Eau, par M. DÉYEUX,
Apothicaire de Paris.

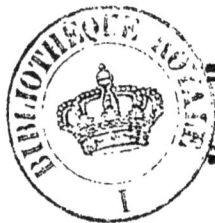

M. DCC. LXXIV.

A

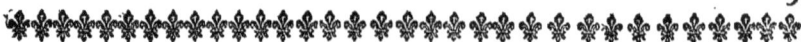

MÉMOIRE

SUR UNE
NOUVELLE EAU MINÉRALE
SULFUREUSE,

Découverte dans la vallée de Montmorenci près Paris,
en 1766.

PERSONNE n'ignore les avantages que l'on peut tirer des eaux minérales : si mes vœux & les conjectures d'un illustre Académicien sont fondés, j'en indiquerai au Public de nouvelles, & qui seront d'autant plus précieuses que leur situation mettroit les habitans de la capitale à portée d'en jouir à peu de frais & d'une manière plus utile que celles qu'on fait venir de bien loin ; car on sait que les eaux minérales, & sur-tout les eaux sulfureuses, perdent beaucoup par le transport.

Au milieu de la vallée de Montmorenci, entre Saint-Gratien, village appartenant autrefois au maréchal de Catinat, & la terre de M. d'Ormesson, est une grande pièce d'eau, appelée *étang de Montmorenci*; cet étang a pour décharge un massif de pierre bâti sur pilotis; c'est d'entre les pièces de bois du pilotis que sort le ruisseau d'eau minérale dont je vais parler, & qui s'appelle dans le pays, *ruisseau puant*.

J'avois d'abord cru qu'il étoit formé par l'eau de l'étang, que je supposois devoir se filtrer à travers un terrein sulfureux (a) : mais j'ai remarqué que, lorsque l'étang étoit à sec, notre ruisseau ne tarissoit pas; ainsi je conjecture qu'il prend sa source ou sous l'étang, ou bien sous le massif de pierre dont je viens de parler; ce ruisseau n'a que deux pieds de largeur; il a un cours d'environ 40 ou 50 toises.

(a) On voit quelque chose de semblable à Chantilly; il y a au-dessous du grand réservoir, un bassin d'eau jaunâtre qui semble tirer son origine de celle qui se trouve dans le réservoir.

Son eau fe mêle enfuite avec celle d'un autre ruiffeau formé par l'étang à la chute d'un moulin. L'eau du *ruiffeau puant*, après fon mélange, conferve encore fa couleur particulière dans l'efpace de 4 ou 5 toifes; les pièces de bois entre lefquelles elle fort, font enduites d'une criftallifation faline, qui mife fur la langue, paroît être d'une acidité furprenante.

Ce qui me frappa d'abord dans cette eau, ce fut fon odeur fétide qui fe fait fentir à plus de cent pas à la ronde, fa couleur bleuâtre & celle des pierres qui fe trouvent dans le ruiffeau, & qui font toutes de couleur noire ou violette, excepté celles qui fe trouvent près de la fource, & qui font jaunes: mais je fus bien plus furpris lorfqu'après y avoir plongé de l'argent, je le vis auffitôt changer de couleur; cette première expérience me fit naître l'idée d'y plonger différens métaux: voici le réfultat de mes effais; l'or & le cuivre y rougiffent, mais l'or beaucoup plus que le cuivre; le fer y noircit, le plomb & l'étain n'y changent point de couleur; mais l'argent eft celui des métaux fur lequel cette eau a plus de prife; un écu que j'y plongeai, commença à fe teindre d'une couleur jaune, qui devient enfuite de plus en plus foncée, & enfin d'un bleu noirâtre, comme s'il eût paffé par le feu: ces effets ont lieu, plus foiblement à la vérité, même après le mélange du *ruiffeau puant* avec l'eau de l'étang. J'ai remarqué que la vapeur de l'eau étoit plus active que l'eau même; car une pièce d'argent placée fur le goulot d'une bouteille pleine de cette eau, prit une couleur jaune en moins d'une minute; après avoir rempli à moitié de cette eau un gobelet d'argent, la partie fupérieure à la furface de l'eau devint jaune en fort peu de temps, de forte que le gobelet fembloit avoir été doré. La vapeur qui s'en exhale, eft auffi très-pernicieufe aux animaux, quoique l'eau même ne leur foit pas nuifible *(b)*: une groffe chenille de bouillon-blanc que j'avois expofée à la vapeur de l'eau, eft morte en 20

(b) Les canards vivent très-volon- tiers dans cette eau, & les poules en boivent ordinairement: mais il eft bon de remarquer que dans la plupart de leurs œufs, le jaune fe trouve noir & comme corrompu; fi l'on fait couver ces œufs, on n'en voit rien éclore.

minutes avec de violentes agitations; & j'ai éprouvé que les chiens buvoient cette eau fans aucune répugnance.

J'obfervai auffi que l'eau qui paroît très-limpide dans les bouteilles, fe décharge après un certain temps, d'une matière bleuâtre, qui forme une pellicule fur la furface; l'eau n'a plus alors d'odeur; mais fi on remêle exactement ce dépôt en agitant la bouteille, toute la mauvaife odeur revient: cette eau ne diffout point le favon, & ne produit aucun effet fur le papier bleu.

Ces différentes expériences piquèrent ma curiofité, ne pouvant deviner le fecret de la Nature, j'eus recours à feu M. l'Abbé Nollet, qui fe faifoit un plaifir d'aider de fes lumières ceux qui témoignoient avoir du goût pour la Phyfique, je lui fis part de ma découverte avec fes circonftances: ce favant Phyficien eut la bonté de communiquer ma lettre à l'Académie des Sciences, qui s'occupe de tout ce qui peut être utile à la fociété. L'Académie jugea ma lettre digne de fon attention, & arrêta que j'enverrois quelques bouteilles de cette eau à M. Macquer, l'un des Chimiftes de l'Académie. Pour me conformer à l'arrêté de l'Académie, j'envoyai à M. Macquer quatre bouteilles de notre eau bien bouchées, parce que j'avois remarqué que fon odeur fe diffipoit facilement; à la réception de ces bouteilles, M. Macquer ne trouva point l'eau parfaitement claire, parce qu'elle avoit commencé à dépofer pendant le tranfport: il remarqua en effet un petit dépôt autour des bouteilles; mais trop peu confidérable pour pouvoir être recueilli & examiné; malgré cela l'odeur de l'eau lui parut très-forte & très-fétide, & il la compara à celle du *foie de foufre*, & non pas à l'odeur d'une matière végétale & animale en putréfaction, comme je l'avois d'abord conjecturé.

M. Macquer fit fur cette eau plufieurs expériences & obfervations que je ne ferai qu'indiquer, renvoyant au Mémoire qu'il a lû à l'Académie, & dont on peut voir le précis dans l'Hiftoire de l'Académie, *année 1766, page 38.*

Cet Académicien remarqua que l'eau de Montmorenci ne changeoit pas la teinture de tournefol, & qu'elle verdiffoit un peu celle du firop violat, mais très-foiblement & d'une manière prefque infenfible; l'alkali fixe occafionna un léger précipité blanc, les acides purs ne la troublèrent point, & développèrent plutôt son odeur qu'ils ne la diminuèrent : mais les diffolutions d'argent & de mercure y occafionnèrent dès les premiers inftans de leur mélange, un précipité brun - noirâtre fort abondant ; & ce qui paroît remarquable, c'eft que l'eau a ceffé d'avoir la moindre odeur dès que ces précipités ont été formés, ce que M. Macquer croit n'avoir point encore été obfervé par aucun Chimifte. J'ai répété cette expérience avec le même fuccès & la même furprife.

Tel eft en abrégé le réfultat des expériences de M. Macquer; d'où il conclud « que l'eau dont il s'agit, doit fon odeur, non pas » immédiatement à des matières végétales & animales actuellement » en putréfaction, mais à une efpèce de combinaifon fulfureufe, ou » une forte de *foie de foufre terreux* dont il y a lieu de croire qu'elle eft chargée. »

1.° Parce que l'odeur des fubftances en putréfaction eft entièrement différente de celle du foie de foufre.

2.° Parce que le mélange des acides fait ceffer la mauvaife odeur qu'exhalent les matières putréfiées, tandis qu'au contraire il développe & augmente l'odeur du foie de foufre, comme il eft arrivé à notre eau.

3.° Parce que l'eau qui a contracté une mauvaife odeur par la préfence des matières putrides qu'elle contient, ne perd point fon odeur, du moins en peu de temps, par la feule expofition à l'air, ce qui a lieu à l'égard de l'eau de Montmorenci qui la perd en moins de vingt-quatre heures : mais fi on la garde dans une bouteille bien bouchée : elle peut conferver très-long-temps fon odeur ; c'eft ce que j'ai remarqué à l'égard d'une bouteille pleine de cette eau que je gardai pendant deux mois fans que fon odeur fût diminuée : j'en ouvris une le 30 Juillet 1770, que je gardois depuis le 18 Août 1768, elle étoit bien bouchée avec du liége & un morceau de veffie, l'eau avoit perdu fon odeur, mais elle avoit dépofé fur les parois de la bouteille une matière jaunâtre qui étoit un véritable foufre ; je remarquai auffi des pellicules d'une matière blanchâtre qui flottoient dans l'eau ; je la filtrai au papier gris ; je fis fècher le dépôt au foleil, & j'y préfentai le verre ardent, la fumée exhaloit une légère odeur de soufre & de corne brûlée; je goûtai de cette eau ainſi filtrée, je ne lui trouvai aucun mauvais goût, ſeulement elle échauffa un peu ma langue & mon palais, caractère des eaux ſulfureuſes.

4.° Enfin l'effet que cette eau produit ſur les diſſolutions d'argent & de mercure, ſur les métaux & ſur les animaux que ſa vapeur fait mourir, ne laiſſe plus lieu de douter qu'elle ne ſoit imprégnée d'une petite quantité de foie de ſoufre.

Toutes ces expériences & ces obſervations, quoique déciſives, acquièrent encore un nouveau degré de certitude par l'imitation que M. Macquer fit de cette eau: il mit dans de l'eau de la Seine une diſſolution de foie de ſoufre terreux, faite par la chaux, dans la proportion de quatre gouttes ſur une pinte; cette petite quantité a ſuffi pour donner à cette eau une odeur toute ſemblable à celle de l'eau de Montmorenci; elle a précipité de même l'argent & le mercure en couleur griſe-brune, mais un peu moins foncée; & ces précipités ont détruit auſſitôt l'odeur de l'eau fétide artificielle, comme cela étoit arrivé à l'eau de Montmorenci; l'ayant laiſſé de même expoſée à l'air pendant vingt-quatre heures, elle y a pareillement perdu ſon odeur; enfin ayant mêlé dans ces deux eaux ainſi privées de leurs odeurs par l'expoſition à l'air, les diſſolutions d'argent & de mercure, au lieu des précipités noirs, M. Macquer en a obtenu de blancs, avec cette différence ſeulement, que celui de l'eau artificielle tiroit un peu plus ſur le gris que l'autre.

Après des preuves auſſi palpables, M. Macquer pouvoit certainement aſſurer que l'eau de Montmorenci baignoit un terrein ſulfureux, mais il ſe contenta de le ſoupçonner: il me fit l'honneur de m'écrire pour me prier de faire fouiller & d'examiner ce terrein, afin de m'en aſſurer; en conſéquence, je fis d'abord fouiller ſur les bords du ruiſſeau, aſſez près du maſſif de pierre dont j'ai parlé, mais je ne trouvai d'un côté que de la glaiſe, & de l'autre qu'un limon noir & fétide; je plongeai pendant quelques ſecondes une pièce d'argent dans l'eau, entre les pièces de bois d'où elle ſort, & ayant remarqué que l'effet que j'attendois, étoit beaucoup plus prompt que dans les endroits du ruiſſeau plus éloignés, je ne doutai plus que le ſoufre ne ſe trouvât dans la ſource même.

J'obfervai en effet que toutes les pierres & le bois qui foutiennent le maffif, étoient teints d'uue couleur jaune, & qu'ils avoient une odeur qui tenoit de celle du foufre ; le limon qui eft blanc en cet endroit, étoit auffi couvert de pellicules jaunes, qui ne peuvent être autre chofe que du foufre, comme je m'en fuis affuré enfuite.

Je fis donc creufer & rétrécir un peu le lit du ruiffeau, pour donner plus de pente à l'eau, l'obliger de couler avec plus de rapidité, & d'entraîner plus facilement les matières qu'elle contenoit ; je vis auffitôt avec plaifir couler au milieu de l'eau qui étoit fort limpide, de gros filets de matière jaune, longs de 3 ou 4 pouces, & larges de 2 dans le milieu, ce qui dura affez long-temps : ces filets étoient accompagnés de grandes pellicules blanches qui teignirent bientôt l'eau à quelques pieds au-deffous où je l'avois arrêtée, & la rendirent blanche comme de l'eau de favon : ayant fouillé dans les angles que forment les pièces de bois, j'en tirai plufieurs fois plein la main de cette même matière jaune, & mes mains confervèrent pendant plus de vingt-quatre heures, une forte odeur de foufre ou plutôt de poudre à canon brûlée, quoique je les aie lavées plufieurs fois & frottées avec de la mente aquatique ; je détachai auffi une pierre enduite de cette matière jaune : lorfqu'elle fut defféchée, j'y préfentai le verre ardent, & j'en vis fortir auffitôt une fumée épaiffe qui exhaloit une forte odeur de foufre ; je fis la même chofe fur le limon defféché, & j'obtins le même réfultat.

Je m'affurai encore d'une autre manière que le limon de ce ruiffeau étoit véritablement fulfureux. M. de Juffieu dit *(c)*, « que » pour s'affurer s'il y a du foufre dans quelque matière, on ne » fauroit mieux faire que de la mettre en digeftion dans de bon efprit - de - vin, pour voir fi l'on tirera quelque teinture. » Après donc avoir laiffé defsécher le limon, je le broyai & le réduifis en une poudre impalpable ; je verfai deffus de l'efprit-de-vin rectifié, j'obfervai auffitôt un bouillonnement fans chaleur, & l'efprit-de-vin prit une belle couleur verte : j'en fus d'autant plus furpris,

---

(c) Hiftoire des Plantes qui naiffent aux environs de Paris. *Seconde édition,* *tome 1, Préface.*

qu'ayant

qu'ayant répété cette expérience quelques jours après, l'efprit-de-vin parut jaune; mais M. Macquer, à qui j'avois envoyé l'efprit-de-vin vert, me dit qu'il avoit dépofé, & qu'il étoit devenu jaune: la variété de ces effets eft dûe peut-être à quelque matière étrangère qui fe trouvoit dans le limon dont je me fervis pour faire la première expérience.

Il ne refte donc plus aucun doute fur la qualité de l'eau de Montmorenci: M. Macquer l'a déterminée, & les expériences que j'ai faites pour la conftater, n'ont fervi qu'à me confirmer dans la conviction où j'étois, d'après les expériences de ce favant Chimifte, que notre eau étoit fulfureufe. Il paroît que le foufre n'eft point en diffolution; car l'enduit fulfureux que l'eau dépofe fur les plantes & les pierres qui fe trouvent dans le ruiffeau, n'eft qu'un amas de petites molécules qui craquent fous les dents.

Comme on ne peut trop multiplier les preuves, lorfqu'il s'agit d'une chofe qui intéreffe la fanté des citoyens, je me fuis appliqué à comparer l'eau de Montmorenci avec les autres eaux minérales fulfureufes qui fe trouvent en Europe, & qui ont été examinées par plufieurs Membres de l'Académie royale des Sciences. J'ai fait fur notre eau à peu-près les mêmes expériences que celles qui ont été faites fur ces eaux; voici le réfultat:

1.° J'avois remarqué que la vapeur de l'eau de Montmorenci étoit fort active, j'en attribuai la caufe à la quantité de foufre qu'elle contenoit, & je la comparai avec ce ruiffeau inflammable qui fe trouve à cinq lieues de Bergerac *(d)*, dont il eft fait mention dans l'Hiftoire de l'Académie pour l'année 1741 * : M. Raoul, Confeiller au Parlement de Bordeaux, qui l'examina, dit qu'un voleur d'écreviffes, ayant plongé un flambeau dans les endroits creux dont ce ruiffeau eft parfemé, l'eau s'enflamma auffitôt au point que fa chemife en fut brûlée, effet que M. de Mairan, alors Secrétaire de l'Académie, attribue au depôt de quelque limon chargé d'une matière fulfureufe affez en mouvement pour s'exhaler au travers & au-deffus de l'eau, & pour y prendre feu à la moindre approche d'une flamme étrangère. De nouvelles

* Hift. de l'Ac. 1741, p. 36, & 1764, page 33. — Ephém. des Curieux de la Nature, Décurie 1.re ann. 4 & 5. 1673 & 1694 Obferv. 171.

(d) Dansle haut Périgord.

B

obfervations faites en 1764, ont changé ce foupçon en certitude; on a trouvé que toutes les eaux de ce canton avoient la même propriété, ce que l'on attribue aux mines de fer dont ce pays eft plein, & qui procurent aux eaux qui y paffent, des matières fulfureufes & inflammables qu'elles vont enfuite dépofer dans le lit où elles coulent : car il eft certain par l'épreuve qu'on en a faite, que le terrein n'y contribue en rien. apparemment que l'eau de Montmorenci contient bien moins de foufre que celle de Bergerac, car cette expérience répétée de plufieurs façons ne me fit rien voir de femblable *(e)*.

2.° Je comparai l'eau de Montmorenci aux eaux de Bourbonne-les-Bains *(f)*, examinées en 1724 par M. du Fay * : ces eaux ne diffèrent de celles de Montmorenci que par leur chaleur naturelle qui ne permet pas d'y tenir le doigt pendant quelques fecondes ; à l'égard de la température de notre eau, elle m'a femblé plus froide que celle de l'étang qui eft au-deffus. M. du Fay obferve que l'eau chaude de Bourbonne-les-Bains, mife fur le feu, bout moins vîte que l'eau commune, & que l'ofeille perd fa couleur plus promptement dans l'eau commune que dans l'eau minérale. J'ai obfervé précifément les mêmes effets en foumettant l'eau de Montmorenci à la même épreuve; & après l'ébullition elle fut couverte d'une pellicule luifante avec quelques légères couleurs d'iris, comme M. du Fay dit l'avoir remarqué à l'égard de l'eau qu'il examinoit. Les effets que l'eau de Montmorenci produit fur les métaux, font les mêmes que ceux qui font produits par les eaux de Bourbonne-les-Bains ; avec cette différence, que l'argent terni par ces eaux, remis enfuite dans la boue jufqu'à ce qu'elle foit sèche, perd fa nouvelle couleur & reprend fon premier blanc : j'ai obfervé un effet tout contraire dans l'eau de Montmorenci; l'argent terni mis dans la boue, y devient beaucoup plus noir ; les boues des eaux de Bourbonne-les-Bains & celles de notre

* Hift. de l'Ac. 1724. p. 47.

(e) J'ai fait cette expérience pendant le jour ; mais je foupçonne que, fi on la faifoit pendant la nuit & dans un temps calme & chaud, on verroit la vapeur de l'eau s'enflammer ; car cet effet a lieu à l'égard de toutes les eaux fulfureufes : différentes circonftances ne m'ont point encore permis de l'éprouver, mais je me propofe de le faire.

(f) Dans le Baffigni, en baffe Champagne.

ruisseau étant échauffées, l'odeur sulfureuse augmente : dans les boues desséchées de Bourbonne-les-Bains, on trouve des particules de fer qu'on sépare avec l'aimant ; dans celle de notre ruisseau je n'en ai pas trouvé un atome, non plus que dans le précipité noir, formé par le mélange & la dissolution d'argent ; l'infusion de noix de gale n'a donné qu'une teinture légère à l'eau ; la dissolution de fer ne lui a pas donné sensiblement un plus grand degré de chaleur qu'à l'eau commune.

M. du Fay conclud que l'eau de Bourbonne-les-Bains contient du fer & du soufre, mais un soufre très-volatil, puisqu'il ne se montre pas sous une forme manifeste : nous pouvons conclure aussi que l'eau de Montmorenci contient du soufre sans fer ; car le mélange du fer est vraisemblablement ce qui produit la chaleur des eaux de Bourbonne-les-Bains, & en général de toutes les eaux naturellement chaudes ; on sait que M. Lémeri [a] ayant pris des parties égales de limaille de fer & de soufre pulvérisé, dont il composa une pâte avec de l'eau, en fit un petit Etna qui jetoit des flammes.

> [a] *Mém. Acad. 1700, pag. 101, 11.ᵉ éd.*

3.º Les eaux de Vichy (g), examinées par M. Burlet en 1707 [b], ne diffèrent de celle de Montmorenci que par leur chaleur, occasionnée par le mélange de fer que cet Académicien y a découvert : il a observé aussi que la dissolution d'alun la faisoit fermenter considérablement, ce qui n'a pas lieu à l'égard de notre eau : les autres effets sont les mêmes.

> [b] *Mém. Acad. 1707, P. 9*

4.º Je ne vois pas de différence entre l'eau de Montmorenci & celle de Saint-Amand (h), examinées en 1743 [c] par M. Morand : même couleur, même odeur, mêmes effets sur les métaux, sur le sirop violat, sur la couleur de tournesol, même goût ; l'eau de Montmorenci, comme celle de Saint-Amand, picotte un peu la langue, & cause dans la gorge une petite chaleur qui n'a point de suite.

> [c] *Mém. Acad. 1743, P. 3*

5.º Enfin j'ai comparé l'eau de Montmorenci avec les eaux de Baredge (i), examinées par M. le Monnier en 1747 [d], & avec celles de Balaruc (k), examinées en 1752 [e] par M. le Roi,

> [d] *Mém. Acad. 1747, P. 255*
> [e] *Mém. Acad. 1752, P. 62*

(g) Dans le haut Bourbonnois.
(h) En Flandre.
(i) Dans le Bigorre en Gascogne.
(a) Dans le diocèse de Montpellier.

Médecin à Montpellier, & je trouve que les effets font femblables, ce qui dénote une même caufe : or, comme ces eaux, auffi-bien que celles dont j'ai parlé plus haut, font reconnues pour fulfureufes par tous les Médecins (1), il s'enfuit que l'eau de Montmorenci eft auffi une eau minérale fulfureufe, & qu'il ne refte plus qu'à en faire des effais dans les maladies de poitrine & de la peau.

Je finirai en difant un mot de la caufe qui peut avoir donné lieu à la production du foufre dans l'endroit où fe trouve le ruiffeau dont je viens de parler.

Comme je ne connoiffois pas l'odeur du foie de foufre lorfque je commençai à examiner l'eau de Montmorenci, j'avois foupçonné que fa mauvaife odeur provenoit uniquement de la putréfaction des poiffons morts & des herbes de l'étang, que je fuppofois devoir fe dépofer dans l'endroit où notre ruiffeau prend fa fource : mais les expériences de M. Macquer m'ont fait connoître une feconde caufe à laquelle je n'avois pas penfé : cet Académicien croit non-feulement que la putréfaction des matières végétales & animales eft la caufe première de la mauvaife odeur de cette eau, mais il regarde encore comme prefque certain, que le foufre même qui fe produit habituellement dans l'intérieur de la terre, ne tient fon principe inflammable, & par conféquent fon odeur, que des matières végétales & animales décompofées, dont le phlogiftique fe combine avec l'acide vitriolique qu'il rencontre; il eft prouvé par l'obfervation, qu'il fe produit du foufre de cette manière dans les foffes d'aifance. M. Macquer & M. l'abbé Nollet, rendirent compte à l'Académie, il y a quelques années [a], de l'état de plufieurs affiettes d'argent de la vaiffelle du Roi, qui avoient féjourné pendant long-temps dans la foffe d'aifance du château de Compiegne, & qui fe font trouvées réduites en partie dans l'état de mine, par l'union du métal avec du foufre formé de cette manière. Tel eft auffi le fait rapporté dans l'Hiftoire de l'Académie, pour l'*année 1757* [b] : un Maître-maçon ayant vifité une foffe d'aifance, dont on foupçonnoit le conduit engorgé, fit

[a] Hift. de l'Ac. 1764, p. 35.

[b] Voyez Hift. de l'Académie, année 1757, page 25.

---

(1) Dans la comparaifon que je fais de ces eaux avec celle de Mont-morenci, je ne confidère que leur qualité fulfureufe, abftraction faite des autres propriétés particulières qu'elles peuvent avoir.

l'ouverture de la foffe, & auffitôt qu'il en eût dégradé la pierre, couverte d'un enduit auffi épais que le petit doigt, d'une matière très-blanche & fulfureufe qui prenoit feu dès qu'on en approchoit une lumière, & même par le fimple frottement, il vit fortir tout autour des bords de cette pierre une flamme bleue, fans que la lumière qui éclairoit les ouvriers, éloignée de près de 5 pieds, ait pu y contribuer; la cavité étoit remplie d'une vapeur très-épaiffe, & il en fortoit une odeur fort pénétrante; un morceau de papier allumé qu'il y jeta, enflamma la vapeur qu'elle renfermoit, & il en fortit une flamme d'un très-beau bleu qui monta jufqu'à 18 pieds; elle répandit une forte odeur de foufre. L'Hiftoire de 1711 [a] fait mention d'un pareil phénomène : vingt ouvriers perdirent la vue par une vapeur fort pénétrante qui s'éleva d'une foffe qu'ils débouchoient.

[a] *Hift. de l'* *année 17.* *page 36.*

Il eft donc probable que le dépôt des matières végétales & animales putréfiées, formé par les eaux de l'étang de Montmorenci, eft la caufe première de l'odeur du foufre qu'exhale l'eau de notre ruiffeau; mais ne contient-elle précifément que du foufre? c'eft ce que je n'oferois prononcer. « La Nature eft trop cachée dans fes opérations, dit M. Boulduc [b], en parlant des eaux de Forges *(m)*; les proportions & les combinaifons des matières qu'elle emploie font fi variées, que fans un travail affidu, fuivi & répété, & même par des voies différentes, il eft prefque impoffible de parvenir à les connoître. » Il nous fuffit d'être certain, d'un côté, que la partie fulfureufe domine dans notre eau; & de l'autre, qu'elle ne contient aucune matière pernicieufe (comme j'ai tâché de le prouver dans ce Mémoire) pour y prendre confiance, & l'appliquer avec fuccès dans les maladies où l'on a reconnu les bons effets de cette efpèce d'eau minérale *(n)*.

[b] *Mém. de l'* *année 172* *page 443.*

(m) Dans la haute Normandie.
(n) M. Margraf, dans fes *Opufcules chimiques*, tome *II*, publiés en 1767, parle d'une eau dont il a fait l'analyfe, & qui paroit avoir les mêmes propriétés que celle de Montmorenci; c'eft celle de Radisfurth, près de Carlfbad en Bohème : *cette eau*, dit cet habile Chimifte, *avoit une odeur putride &*

fulfureufe, à peu-près comme le foie de foufre; fon goût étoit acidule; l'analyfe qu'il fit de 48 onces de cette eau, lui donna 12 grains de fel alkali natif, 15 grains de fel de Glauber, & 7 grains de terre calcaire avec l'efprit volatil mêlé avec l'eau : il n'y trouva que très-peu de fer.

ADDITION.

Depuis l'impreſſion de ce Mémoire, M. le Veillard, diſtributeur des Eaux de Paſſy, *s'eſt arrangé avec le Conſeil de S. A. S. M.GR le Prince de Condé, pour être également diſtributeur des* Eaux de Montmorenci. *Elles ſont actuellement enfermées ; beaucoup de perſonnes de notre vallée s'en ſont ſervies avec ſuccès pour les humeurs froides & autres maladies; mais je n'ai aucun titre pour garantir ces guériſons.*

ANALYSE
DE L'EAU DE MONTMORENCI.

Par M. DÉYEUX, Maître Apoticaire de Paris.

L'EAU dont nous allons rapporter l'analyſe, nous a été envoyée dans des vaiſſeaux de grès exactement bouchés. Nous avons trouvé à cette eau une odeur très-ſenſible de foie de ſoufre ; ſa tranſparence ne nous a pas paru parfaite; & même en la regardant à contre-jour, nous avons cru lui apercevoir une petite couleur bleue.

Expoſée à l'air libre dans un vaiſſeau de verre, cette eau y a bientôt perdu ſon odeur déſagréable ; en même temps il s'eſt formé à ſa ſurface une légère pellicule, qui avec le temps s'eſt précipitée au fond de l'eau du vaiſſeau, alors la liqueur eſt devenue tranſparente. Trois pintes de cette eau, telle qu'elle ſort de la ſource, ayant été expoſées à l'air libre pendant trois jours, ont dépoſé au fond du vaiſſeau une matière griſe qui peſoit environ deux grains. Cette matière jetée ſur un chardon ardent, a brûlé en s'enflammant & a répandu une odeur très-ſenſible d'eſprit ſulfureux volatil; nous n'avons pas cru devoir ſoumettre ce réſidu à d'autres expériences, celle que nous venons de rapporter nous ayant paru suffisante pour nous prouver que c'étoit un véritable soufre.

L'eau qui a été ainsi dépouillée de son soufre par le dépôt spontané, n'a plus les propriétés qu'elle avoit auparavant, c'est-à-dire, qu'elle est transparente, sans odeur, & ne colore plus en noir les lames d'argent qu'on trempe dedans, ou qu'on expose à sa surface; sa saveur même dans cet état n'a rien de désagréable.

Si on expose l'eau de Montmorenci, telle qu'elle sort de sa source, à un degré de chaleur capable de la faire bouillir promptement, elle perd de même son odeur, il se forme aussi à sa surface une pellicule qui se précipite ensuite au fond du vaisseau; mais dans cette circonstance la liqueur prend une couleur verte assez sensible (nous aurons par la suite occasion d'examiner quelle peut être la cause de cette couleur); le dépôt qui se fait en employant la chaleur de l'eau bouillante, diffère peu de celui qui se forme au fond de l'eau qui n'a point été chauffée, mais seulement exposée à l'air libre.

Analyse par les réactifs.

POUR première expérience nous avons mêlé une certaine quantité de l'eau minérale avec du sirop de violettes. Dans le moment du mélange il n'y a point eu de changement de couleur; mais au bout d'une heure la liqueur a commencé à verdir très-sensiblement.

2.° L'eau mercurielle a fait paroître sur le champ un précipité jaune; nous avons observé en même temps sur la surface de la liqueur quelques petits filets noirs, qui peu à peu se sont mêlés avec le précipité jaune.

3.° Quatre gouttes d'alkali fixe en *deliquium*, jetées sur une once de notre eau minérale, ont fait paroître au fond du verre une couleur brune; peu à peu cette couleur a disparu en s'étendant dans la liqueur, qui pour lors est devenue louche, & a formé au bout de quelques heures un dépôt d'un blanc sale.

4.° Avec l'alkali volatil, tiré par l'alkali fixe, la liqueur est devenue louche, & a donné, au bout de deux heures, un précipité semblable au précédent.

5.° La liqueur alkaline phlogistiquée n'a point opéré de changement.

6.° Quelques gouttes de diffolution d'argent dans l'acide nitreux ont fait paroître une couleur brune très-foncée; au bout de quelques heures il s'est formé au fond du verre un dépôt brun très-léger, pour lors la liqueur est devenue transparente.

7.° L'acide du vinaigre, dans l'instant du mélange, n'a point occasionné de changement ni dans la transparence de la liqueur, ni dans son odeur.

8.° Pareille chose est arrivée avec l'acide nitreux étendu dans l'eau distillée.

9.° L'acide vitriolique, ainsi que les deux acides précédens, n'a rien montré de particulier.

Mais au bout de trois ou quatre jours nous avons aperçu au fond des verres dans lesquels nous conservions l'eau qui avoit été mêlée avec les différens acides dont nous venons de parler, nous avons aperçu, dis-je, un précipité blanchâtre; une petite quantité de ce précipité mis sur un charbon, a exhalé une odeur d'esprit sulfureux volatil.

Pour reconnoître plus sûrement la nature de ce précipité, nous avons pris trois pintes de notre eau minérale, que nous avons mises dans une cucurbite de verre; nous avons versé sur cette eau environ deux gros d'huile de vitriol rectifiée. L'odeur de foie de soufre, dans l'instant du mélange, nous a paru augmenter un peu; mais la liqueur n'a point changé de transparence; cependant au bout de vingt-quatre heures il s'est formé au fond du vaisseau un dépôt blanchâtre. Après avoir laissé les choses dans cet état pendant quatre jours, nous avons versé la liqueur, ainsi que le dépôt qui y étoit, sur un filtre; enfin nous avons trouvé sur ce filtre une matière blanchâtre, qui, après avoir été séchée, a pesé trois grains. Une portion de cette matière jetée sur un charbon ardent, s'est fondue en s'enflammant, & a répandu une vapeur blanche qui avoit l'odeur d'esprit sulfureux volatil; une pièce d'argent exposée à cette vapeur a été noircie très-promptement. Nous avons versé sur une autre portion de ce précipité, de l'acide vitriolique; aussitôt

il s'est

il s'eft excité une effervefcence confidérable. D'après ces deux expériences, nous ne doutons nullement que le précipité dont il s'agit,
eft un véritable foufre mêlé avec une certaine quantité de terre
abforbante.

Mais à quoi attribuer ce foufre & cette terre ainfi précipités au
fond de notre eau ? le foufre fur-tout eft-il dû à du foie de foufre
décompofé par l'addition de l'acide vitriolique ; ou fimplement eft-ce
un dépôt fpontané femblable à celui que nous avons obtenu lorfque
nous avons expofé notre eau à l'air libre fans addition d'acide ?
cette dernière opinion eft celle qui nous paroît la plus vraifem-
blable, puifque s'il y eût eu décompofition de foie de foufre,
l'eau, dans l'inftant qu'on a ajouté l'acide, auroit perdu fa tranf-
parence, & le dépôt n'auroit pas été auffi long-temps à fe former.
Si le foufre s'eft précipité dans cette occafion, c'eft qu'il s'eft trouvé
abandonné par le principe, qui feul lui donnoit la propriété de fe
tenir en diffolution dans l'eau. Au refte, dans la fuite de cette
analyfe nous examinerons quel peut être le principe qui, lorfqu'il
eft uni au foufre, donne à ce minéral la propriété de fe diffoudre
dans l'eau ? nous tâcherons en même temps de découvrir comment
il s'y unit, & pourquoi il l'abandonne tout-à-coup.

Les différentes autres expériences que nous avons faites avec
les réactifs fur l'eau de Montmorenci ne nous ayant rien appris
de nouveau, nous avons cru devoir en fupprimer le détail.

ANALYSE par l'évaporation jufqu'à ficcité.

Nous avons mis dans une cucurbite de verre cinq livres de
l'eau minérale ; après avoir recouvert la cucurbite de fon chapiteau,
& adapté un récipient, nous avons placé cet appareil fur un bain
de fable, & nous avons commencé la diftillation à un feu très-
doux. Au bout de quatre heures nous avons déluté le récipient,
dans lequel il y avoit environ quatre onces d'une liqueur limpide
qui fentoit le foie de foufre ; cette liqueur a été mife à part. Ayant
adapté une feconde fois le récipient, nous avons continué la diftillation ; quatre heures après nous avons retrouvé dans le récipient
la même quantité de liqueur que la première fois. Pour la troifième

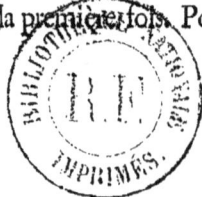

C

fois nous avons remis le récipient, dans lequel après quatre heures de diſtillation nous avons encore trouvé quatre onces de liqueur ; ce troiſième produit n'avoit pas d'odeur ; il a été mis, de même que les précédens, dans un vaiſſeau ſéparé, afin de pouvoir le comparer aux deux premiers. Enfin nous avons continué la diſtillation juſqu'à ſiccité ; il eſt bon d'obſerver que dès le commencement de la diſtillation nous avons aperçu ſur la ſurface de la liqueur une pellicule qui à la fin s'eſt précipitée au fond du vaiſſeau ; en même temps la liqueur eſt devenue claire. La diſtillation une fois achevée, nous avons déluté ; c'eſt alors que nous avons trouvé dans le fond de la cucurbite un réſidu de deux couleurs. La portion qui occupoit le centre étoit blanche & légère ; celle au contraire qui touchoit aux parois, étoit jaunâtre & ſi adhérente au verre, qu'il a fallu beaucoup de temps pour l'en ſéparer ; le total de ce réſidu peſoit 37 grains.

Nous avons ainſi évaporé pluſieurs pintes d'eau ; mais comme l'opération étoit longue & ennuyeuſe, nous avons cru pouvoir employer l'ébullition pour nous procurer promptement une plus grande quantité de réſidu ; ce moyen nous a donné lieu d'obſerver un phénomène aſſez ſingulier.

Pour cette évaporation, ainſi que la précédente, nous nous ſommes ſervis d'une cucurbite de verre, garnie de ſon chapiteau. Après avoir placé ce vaiſſeau ſur un bain de ſable, nous l'avons échauffé par degrés juſqu'au point de faire bouillir l'eau qu'il contenoit. Au moment de l'ébullition, l'eau a commencé à devenir tranſparente, & a pris en peu de temps une couleur jaune tirant ſur le vert ; mais cette couleur n'a pas été de longue durée, car en continuant l'ébullition, elle a diſparu tout-à-fait ; en même temps il s'eſt formé au fond du vaiſſeau un dépôt blanchâtre *(a)*.

En réfléchiſſant ſur ce phénomène, il ſemble qu'on doive en attribuer la cauſe à du ſoufre & à de la terre qui ſont tous les

---

(a) Il nous eſt arrivé quelquefois de faire bouillir de l'eau de Montmorenci ſans lui avoir vu prendre la couleur dont il s'agit ici. Ce phénomène auroit bien mérité de notre part une recherche particulière ; cependant nous avons cru devoir paſſer outre, dans la crainte de trop nous écarter de notre objet.

deux féparément en diffolution dans l'eau minérale, & qui, dès qu'on vient à donner le degré de chaleur de l'eau bouillante, fe combinent enfemble, & forment un véritable foie de foufre, qui, comme tout le monde le fait, donne toujours une couleur jaune à l'eau dans laquelle il eft en diffolution. En continuant de faire bouillir la liqueur, la couleur a difparu, parce que le foie de foufre s'eft décompofé, la terre s'eft précipitée au fond du vaiffeau avec une portion de foufre, tandis qu'une autre portion du foufre a paffé avec l'eau dans le récipient.

EXAMEN *des liqueurs obtenues par la diftillation.*

LA première liqueur qui a paffé dans le récipient avoit l'odeur de foie de foufre; nous avons verfé fur une portion de cette liqueur de l'alkali fixe en *deliquium*, il ne s'eft rien précipité. L'eau mercurielle a fait paroître une petite couleur grife; mais la diffolution d'argent a donné fur le champ une couleur noire affez foncée. Au bout de quelques heures il s'eft fait au fond du verre un précipité de la même couleur; une pièce d'argent expofée à l'orifice du vaiffeau dans lequel cette liqueur diftillée étoit contenue, a été noircie en très-peu de temps.

Nous avons de plus effayé cette première liqueur avec le firop violat & différens acides, fans avoir remarqué aucun changement fenfible; feulement lorfque nous avons mêlé l'acide vitriolique, l'odeur de foie de foufre nous a paru augmenter un peu.

Le fecond produit a été analyfé comme le précédent, & a préfenté les mêmes phénomènes, avec cette différence que la couleur noire qu'a fait naître la diffolution d'argent lorfqu'on l'a mêlée dans la liqueur de ce fecond produit, a été beaucoup moins foncée: la pièce d'argent que nous avons expofée à fa vapeur, n'a changé de couleur que fort long-temps après.

Le troifième produit n'a point paru différer de l'eau diftillée pure, c'eft-à-dire, qu'il ne s'eft opéré aucun changement lorfqu'on l'a mêlé avec les différens réactifs que nous ayons employés pour examiner les deux premiers produits.

D'après ces expériences, nous croyons que les deux premiers

produits tiennent du foufre en diffolution, non pas à la faveur d'un alkali fixe ou d'une terre avec lefquels ils forment un véritable foie de foufre, mais par l'union que ce même foufre a contractée avec un être particulier que nous nommerons avec Meyer, *caufticum (b)*, qui, en fe combinant avec lui, lui a donné nonfeulement la propriété d'être foluble dans l'eau, mais encore celle de prendre l'odeur que nous lui reconnoiffons; odeur qui eft analogue à celle du foie de foufre.

Mais qu'il nous foit permis d'hafarder quelques conjectures fur la manière dont cet être a pu s'unir au foufre.

En foumettant à la diftillation notre eau minérale, nous avons obtenu, comme nous l'avons vu plus haut, une liqueur qui avoit l'odeur de foie de foufre, & qui même jouiffoit de quelques-unes des propriétés de cette fubftance. Ce phénomène commença à nous faire foupçonner que l'odeur de foie de foufre que nous appercevions dans cette eau diftillée, ne devoit point être attribuée à de l'alkali fixe, non plus qu'à de la terre calcaire, puifqu'il étoit certain que ni l'un ni l'autre n'avoient pu paffer dans la diftillation; mais certaines propriétés particulières au foufre que nous reconnoiffions dans cette eau, nous donnoient auffi tout lieu de croire qu'elle tenoit de ce minéral en diffolution. Cette réflexion nous engagea à examiner fi la diffolubilité du foufre dans l'eau lorfqu'il eft fous la forme de foie de foufre, devoit être rapportée à l'alkali fixe ou à la terre calcaire, ou fimplement à l'être particulier qui eft peut-être lui-même la véritable caufe de la diffolubilité de l'alkali fixe & de la terre calcaire; pour cela nous avons fait l'expérience fuivante.

(b) L'exiftence du principe cauftique ou *caufticum*, eft révoquée en doute par bien des Chimiftes, fur-tout depuis que le fyftême de l'air fixe eft devenu le fyftême à la mode. Cependant la réalité de ce principe nous a paru fi bien démontrée, & fes propriétés fi différentes de celles de l'air fixe, que nous n'avons pas balancé à le regarder comme la caufe de plufieurs phénomènes que nous avons obfervés dans notre analyfe. Au refte, ceux qui voudront connoître parfaitement le *caufticum*, pourront confulter le *Traité de la Chaux*, par Meyer, Apothicaire allemand; Ouvrage excellent, rempli d'expériences bien faites, dont plufieurs Auteurs ont fu profiter, fans jamais le citer, & que d'autres ont critiqué fans l'avoir entendu. Cet Ouvrage a été traduit en notre langue par M. Dreux, Apothicaire.

Nous avons mis dans une fiole parties égales de chaux vive
& de foufre, avec environ huit onces d'eau diftillée; après avoir
placé cette fiole fur un bain de fable, nous avons donné le feu
affez fort pour faire bouillir le mélange pendant quelques minutes;
alors nous avons retiré le vaiffeau du feu, & nous avons aperçu
que la liqueur qu'il contenoit avoit une couleur jaune, & exhaloit
une odeur très-fenfible de foie de foufre. Après l'avoir filtrée, nous
l'avons mife dans une cucurbite de verre, garnie de fon chapiteau &
de fon récipient, & nous avons procédé à la diftillation, en employant toujours le degré de chaleur de l'eau bouillante. A ce degré
nous avons obtenu dans le récipient une liqueur laiteufe, qui
avoit fortement l'odeur de foie de foufre. La diftillation a été
continuée jufqu'à ce qu'il ne reftât plus dans la cucurbite qu'environ une once de liqueur, après quoi nous avons déluté &
avons verfé fur le réfidu huit onces de nouvelle eau diftillée; ce
que nous avons répété jufqu'à fix fois, ayant toujours foin de ne
jamais laiffer à fec la matière contenue dans la cucurbite. A la
fixième fois nous avons trouvé dans le récipient une liqueur qui
n'avoit plus d'odeur; celle même qui étoit reftée dans la cucurbite
étoit fans couleur & prefque fans faveur, on apercevoit au fond
un précipité compofé de foufre & de terre mêlés fimplement enfemble, mais nullement combinés; c'eft ce dont nous nous fommes
affurés par différentes expériences.

Dans cette expérience le foufre eft devenu foluble dans l'eau en
s'uniffant à la chaux, parce que le principe cauftique qui étoit inti-
mément combiné avec cette chaux, ayant auffi beaucoup de rapport
avec le foufre, s'eft emparé de lui fans cependant abandonner la
chaux, & lui a fait partager avec elle la propriété qu'elle avoit de
fe diffoudre dans l'eau; mais en continuant l'ébullition, toute la
chaux s'eft précipitée au fond du vaiffeau, & a entraîné avec elle
une petite portion de foufre, tandis que le principe cauftique, qui
de fa nature eft très-volatil, reftant toujours combiné avec une
autre portion de foufre, & lui confervant ainfi fa folubilité, l'a
fait paffer avec l'eau dans le récipient; fi dans cette occafion il
s'eft précipité de la chaux & du foufre, c'eft que le principe cauftique qui étoit la caufe de leur diffolubilité, venant à les abandonner,

ils ont dû néceffairement perdre une propriété qu'ils ne tenoient que de lui.

Quant à la liqueur diftillée, les premières onces que nous avons obtenues avoient une odeur très-marquée de foie de foufre, & ne tenoient cependant que du foufre en diffolution ; mais en continuant la diftillation, l'odeur a diminué peu-à-peu, & enfin a difparu tout-à-fait ; auffi l'eau qui a paffé en dernier lieu, ne différoit-elle nullement de l'eau diftillée ordinaire. Ce dernier phénomène doit être attribué à l'abfence du principe cauftique dans la chaux qui s'eft précipitée au fond de la cucurbite vers la fin de la diftillation avec une petite portion de foufre. Si cette chaux eût encore confervé de fon principe cauftique, elle en auroit communiqué au foufre, qui alors feroit monté avec l'eau dans la diftillation comme dans les précédens produits.

L'explication que nous avons effayé de donner des principaux phénomènes qui fe font páffés dans notre expérience, peut également s'appliquer aux phénomènes que nous avons obfervés dans l'analyfe de notre eau minérale, du moins pour ce qui regarde la caufe de la diffolubilité du foufre dans cette eau. L'analogie que nous avons eu occafion de remarquer entre l'eau diftillée de notre expérience & notre eau minérale, nous confirme dans l'idée que nous avons, que l'eau de Montmorenci ne tient pas du foie de foufre en diffolution, mais fimplement du foufre à la faveur du principe cauftique auquel il s'eft uni dans les entrailles de la terre, vraifemblablement par un procédé analogue à celui dont nous nous fommes fervis dans l'expérience que nous avons rapportée.

EXAMEN *du réfidu que nous avons obtenu par l'évaporation jufqu'à ficcité.*

NOUS avons pris deux gros de réfidu que nous avons leffivé à plufieurs reprifes avec de l'eau diftillée chaude, il nous eft refté une matière grisâtre qui a refufé de fe diffoudre ; cette matière féchée a pefé un gros trente-deux grains. Pendant la defficcation qui a été faite à la chaleur du bain-marie, nous avons fenti une odeur femblable à celle qui s'exhale d'un morceau de foufre lorfqu'on le frotte fortement.

Toutes les leffives ayant été raffemblées & filtrées, nous les avons mifes dans un vaiffeau de verre placé fur un bain de fable, alors nous avons commencé l'évaporation, en employant toujours une chaleur très-douce. Pendant l'évaporation, nous avons obfervé fur la furface de la liqueur une pellicule, que nous avons féparée lorfque nous nous fommes aperçus qu'elle ceffoit d'augmenter ; cette pellicule a pefé douze grains.

La liqueur une fois évaporée au point de criftallifation, nous avons placé le vaiffeau qui la contenoit dans un lieu frais ; au bout de cinq jours il s'eft formé différens petits criftaux, parmi lefquels on en remarquoit un d'une groffeur affez confidérable. Ce fel, après avoir été féché entre deux papiers gris, a pefé neuf grains ; nous avons mis de nouveau à criftallifer la liqueur qui furnageoit ces criftaux ; au bout de quelques jours il s'eft encore formé de nouveaux criftaux plus petits que les premiers, mais qui, par la figure, nous ont paru femblables. Ces criftaux féchés, comme les précédens, ont pefé deux grains ; la liqueur a été mife pour la troifième fois à criftallifer ; quatre jours après nous l'avons décanté, nous avons trouvé de nouveau au fond du vaiffeau des criftaux aiguillés extrêmement fins & déliés. Le total du fel obtenu dans cette troifième criftallifation, a pefé trois grains ; la liqueur décantée de deffus ces criftaux, a été mife pour la quatrième fois à criftallifer, mais inutilement ; ce qui ne nous a pas furpris à caufe de fon épaiffeur & de fa petite quantité, car à peine en reftoit-il huit gouttes ; la faveur de cette liqueur nous a paru âcre & un peu cauftique.

EXAMEN des différens fels obtenus par l'évaporation de la liqueur qui a fervi à leffiver le réfidu.

La pellicule qui a d'abord paru, a, comme nous avons déjà dit, été féparée à mefure qu'elle s'eft préfentée. Cette pellicule, regardée à la loupe, nous a femblé formée par la réunion de quantité de petites aiguilles entrelaffées les unes dans les autres.

Nous avons mêlé une portion de cette pellicule avec de l'acide vitriolique, il ne s'eft rien opéré de fenfible ; mais avec la diffolution mercurielle, il s'eft fait un léger précipité blanc, qui a jauni lorfqu'on l'a étendu avec un peu d'eau chaude.

L'alkali fixe en *deliquium,* a auffi fait paroître un précipité blanc.

Le premier fel qui a criftallifé au fond de la liqueur, s'eft montré fous la forme d'aiguilles à quatre faces, dont les extrémités étoient tronquées; la faveur de ce fel avoit quelque chofe d'amer; nous l'avons expofé à l'air libre, il n'y eft point tombé en efflorefcence.

[Sur une portion de ce fel diffoute dans l'eau diftillée, nous avons verfé quelques gouttes d'eau mercurielle, auffitôt il s'eft fait un précipité d'un blanc jaunâtre; ce précipité lavé avec de l'eau bouillante, a pris une belle couleur jaune.

Sur une autre portion de ce fel, auffi diffoute dans l'eau diftillée, nous avons verfé quelques gouttes d'alkali fixe en *deliquium,* auffitôt il s'eft fait un *coagulum* confidérable, qui, ayant été étendu dans de l'eau diftillée, a dépofé au fond du verre une terre blanche extrêmement divifée.

Une petite quantité de ce fel mife fur un charbon ardent, s'y eft gonflée confidérablement en perdant fon eau de criftallifation; il eft refté une petite maffe très-raréfiée; la faveur de ce fel en cet état ne nous a point du tout paru ftiptique.

Le fel que nous avons obtenu par la deuxième criftallifation, a été foumis aux mêmes expériences que le précédent; les réfultats ont été femblables.

Pour ce qui eft du fel que nous avons retiré de la troifième criftallifation, il nous a paru différer des précédens, par la figure de fes criftaux qui étoient plus aplatis.

Ces mêmes criftaux, expofés à l'air libre, en ont tellement attiré l'humidité, qu'en peu de temps ils font tombés en *deliquium;* nous avons verfé fur deux gouttes de ce fel ainfi réfout, de l'acide vitriolique concentré, auffitôt il s'eft excité une vive effervefcence accompagnée d'une vapeur blanche, que nous avons reconnue pour être de l'acide marin.

Une goutte d'eau mercurielle, mêlée avec deux gouttes de notre fel déliquefcent, a occafionné un précipité blanc qui n'a point jauni par l'addition de l'eau chaude; enfin l'alkali fixe a de même produit un précipité blanc.

Sur

Sur l'eau mère qui nous est restée après avoir fourni tous les sels dont nous venons de parler, nous avons versé de l'huile de tartre par défaillance, aussitôt il s'est fait un précipité blanc; pareille chose est arrivée avec l'eau mercurielle; enfin l'acide vitriolique a fait dégager une vapeur blanche qui avoit l'odeur de l'acide marin :

D'après les expériences ci-dessus rapportées, nous croyons,

1.° Que la pellicule obtenue pendant l'évaporation est une véritable sélénite, qui ne s'est montrée sur la surface de la liqueur que parce que ce sel demandant beaucoup d'eau pour se tenir en dissolution, s'est cristallisé dès qu'il a manqué de celle qui lui étoit nécessaire pour cela.

2.° Que les sels obtenus par la première & la seconde cristallisation, ne diffèrent nullement du sel connu sous le nom de *sel d'Ebsom d'Angleterre*, ou *sel de Glauber à base terreuse*; & ce qui achève de nous convaincre, c'est que les expériences que nous avons faites sur nos deux sels, ayant été répétées sur du *sel d'Ebsom d'Angleterre*, nous avons obtenu précisément les mêmes résultats.

3.° Que le sel de la troisième cristallisation diffère des premières par la propriété que nous lui avons remarquée, de tomber en *deliquium* lorsqu'on l'a exposé à l'air libre, par le précipité blanc qu'il a produit lorsqu'on l'a mêlé avec l'eau mercurielle, & ne peut être par conséquent regardé que comme un sel marin à base terreuse.

4.° Que l'eau mère qui nous est restée, tenoit en dissolution une certaine quantité de sel marin à base terreuse, semblable au précédent qui n'a pu cristalliser, parce que la liqueur dans laquelle il étoit dissous, mettoit obstacle à sa cristallisation à cause de son épaisseur & de sa viscosité.

EXAMEN de la matière qui a refusé de se dissoudre dans l'eau.

APRÈS avoir mis dans une capsule de verre la matière qui avoit refusé de se dissoudre dans l'eau, nous avons versé dessus du vinaigre distillé; d'abord il s'est excité une vive effervescence, qui peu-à-peu est devenue moins considérable; la saturation a été six heures à se faire; au bout de ce temps, comme il restoit au fond de la capsule une petite quantité de matière qui n'étoit pas dissoute, nous avons ajouté de nouveau vinaigre pour tâcher d'en

D

opérer la diſſolution, mais inutilement; alors nous avons brouillé la liqueur & l'avons jetée ſur un filtre, ayant bien ſoin de recevoir celle qui paſſoit à travers; ce qui eſt reſté ſur le filtre a été leſſivé à pluſieurs repriſes; enfin nous avons trouvé ſur ce filtre une matière griſe, qui féchée, a peſé vingt-quatre grains.

Ayant raſſemblé toutes les leſſives qui avoient paſſé à travers le filtre, nous y avons mêlé environ un gros d'huile de tartre par défaillance; ſur le champ la liqueur a perdu ſa tranſparence, & il s'eſt fait au fond du verre un précipité blanc très-conſidérable. Nous avons ainſi continué d'ajouter de l'alkali fixe juſqu'à ce qu'il ne ſe précipitât plus rien; alors nous avons jeté ſur un filtre la liqueur ainſi que le précipité qui y étoit mêlé; par ce moyen nous avons obtenu une terre blanche extrêmement diviſée, qui féchée, a peſé quarante-cinq grains.

La parfaite diſſolution de cette terre dans l'eau minérale, & enſuite ſon inſolubilité dans l'eau ordinaire qu'on lui a préſentée pour eſſayer de la diſſoudre, ne ſemblent-elles pas prouver que dans ce dernier cas, cette terre a été privée du principe qui étoit la véritable cauſe de ſa diſſolution? ce principe, qui ne peut être que le *cauſticum*, formoit vraiſemblablement avec notre terre une combinaiſon pareille à celle qu'il forme avec la chaux, à laquelle il ne donne la propriété de ſe diſſoudre dans l'eau, qu'autant qu'il ſe trouve parfaitement combiné avec elle.

Pour ce qui eſt de la matière qui a refuſé de ſe diſſoudre dans l'eau & dans le vinaigre, nous en avons jeté une portion ſur un charbon ardent, auſſitôt il s'eſt élevé une petite vapeur blanche qui a exhalé une odeur d'eſprit ſulfureux volatil; une lame d'argent qu'on avoit chauffée fortement, & ſur laquelle on avoit jeté une petite quantité de notre matière a été noircie en très-peu de temps; les différens acides avec leſquels nous avons mêlé cette même matière, ont paru être ſans effet; c'eſt ce qui nous a engagés à eſſayer ſi elle n'étoit pas ſoluble dans l'eau bouillante. Pour cet effet, nous avons pris environ douze grains de cette matière, que nous avons mis dans une fiole avec quatre onces d'eau diſtillée; après avoir fait bouillir cette liqueur pendant trois ou quatre minutes, nous avons retiré le vaiſſeau du feu; pour lors nous nous ſommes aperçus que tout étoit diſſous. Sur une portion de cette ſolution, nous avons jeté de l'alkali fixe en *deliquium*, ſur le champ il s'eſt fait un précipité blanc ; avec la diſſolution mercurielle, la liqueur a pris une couleur jaune très-marquée.

Ces expériences ſuffiſent pour prononcer que cette matière eſt une véritable ſélénite qui apparemment s'eſt précipitée pendant l'évaporation avec la terre abſorbante. Cette ſélénite ne s'eſt point diſſoute dans l'eau lorſque nous avons fait la leſſive du réſidu, parce que le degré de chaleur qu'avoit l'eau que nous avons employée pour faire cette leſſive, n'a pas été aſſez conſidérable ni aſſez long-temps continué, pour diſſoudre ce ſel, qui, comme tout le monde le ſait, ne ſe diſſout que très - difficilement, même dans l'eau bouillante. Nous eſpérions trouver du ſoufre au fond de la fiole dans laquelle nous avions fait bouillir cette ſélénite, parce que l'odeur qu'a exhalée ce ſel lorſque nous l'avons jeté ſur un charbon ardent, avoit ſemblé nous indiquer qu'il en contenoit ; mais il y a tout lieu de croire que s'il ne nous eſt point reſté de ſoufre, c'eſt que la quantité de matière que nous avons employée étoit trop petite pour pouvoir obtenir un réſidu ſenſible.

Convaincus cependant que notre matière contenoit du ſoufre, nous avons cherché à l'obtenir d'une manière ſenſible ; & pour y parvenir, nous avons fait l'expérience ſuivante.

Nous avons mis dans une petite cornue de verre, deux gros de notre réſidu inſoluble dans le vinaigre ; après avoir adapté une fiole au col de la cornue, nous avons donné aſſez de feu pour outre-paſſer le degré de chaleur de l'eau bouillante ; alors nous avons vu quelques petites vapeurs blanches ſe condenſer au col de la cornue, & s'y attacher en forme d'une pouſſière très-légère. Dès que nous nous ſommes aperçus qu'il ne ſe ſublimoit plus rien, nous avons ceſſé le feu & caſſé le col de la cornue, que nous avons trouvé tapiſſé intérieurement d'une pellicule pulvérulente, dont le total a peſé deux grains ; une portion de cette matière miſe ſur un charbon ardent, s'y eſt enflammée, & a répandu une odeur d'eſprit ſulfureux volatil.

Pour la matière qui eſt reſtée dans la cornue, elle s'eſt laiſſée diſſoudre en entier dans l'eau bouillante ; cette ſolution mêlée avec l'eau mercurielle, a donné un précipité jaune; & avec l'alkali fixe, un précipité blanc.

Maintenant nous ne doutons nullement que le résidu qui nous a d'abord paru insoluble dans le vinaigre & dans l'eau, n'est autre chose qu'une véritable sélénite mêlée avec un peu de soufre; cette sélénite, comme nous l'avons déjà dit, ne s'est point dissoute dans le temps que nous avons fait la lessive de notre résidu, parce que l'eau que nous avons employée n'étoit pas bouillante : quant au soufre, il n'est pas possible de le révoquer en doute ; 1.° par l'odeur d'esprit sulfureux volatil qu'a exhalé notre résidu lorsque nous en avons jeté une portion sur un charbon ardent; 2.° par la couleur noire qui s'est manifestée sur une lame d'argent qu'on avoit fait chauffer fortement, & sur laquelle on avoit mis une portion de notre même résidu ; 3.° enfin, & cette dernière preuve est la plus complète, par le sublimé qui s'est fait au col de la cornue, qui ne peut être regardé que comme de véritables fleurs de soufre, puisqu'il en a toutes les propriétés.

CONCLUSION.

TOUTES les expériences que nous avons rapportées dans le cours de cette analyse, ont eu pour but de connoître quelles étoient les substances que l'eau de Montmorenci tenoit en dissolution ; c'est d'après les expériences que nous nous croyons en état de conclure que cette eau contient :

1.° Du soufre en dissolution, dont une portion a passé avec l'eau dans la distillation à la faveur du principe caustique, avec lequel il étoit uni, tandis qu'une autre portion, privée de ce même principe, s'est précipitée au fond du vaisseau avec d'autres substances; nous avons reconnu ce soufre dans ces deux états par différentes expériences :

2.° Une véritable sélénite, qui a d'abord formé une pellicule sur la surface de l'eau qui avoit servi à faire la lessive du résidu, mais dont la plus grande partie a paru insoluble par les raisons que nous avons données :

3.° Du sel de Glauber à base terreuse, que nous avons reconnu à la manière dont il a cristallisé, & par les précipités qu'il a formés lorfque nous l'avons mêlé avec différens réactifs; nous avons auffi obfervé que ce fel , mis fur un charbon ardent , s'eſt gonflé confidérablement en perdant fon eau de criſtallifation; mais dans cet état nous ne lui avons pas trouvé de faveur ſtiptique , ce qui le fait différer effentiellement de l'alun , qui eſt fur - tout reconnoiffable par cette faveur :

4.° Du fel marin à bafe terreufe , qui , expofé à l'air libre, y eſt tombé en *deliquium* , & a formé des précipités blancs avec l'alkali fixe & l'eau mercurielle :

5.° Une eau mère qui contenoit du fel marin à bafe terreufe, dont nous avons reconnu l'acide & la terre par les moyens ordinaires :

6.° Une terre abforbante qui s'eſt précipitée pendant l'évaporation; nous avons féparé cette terre d'avec les différentes fubftances auxquelles elle étoit mêlée, en la diffolvant dans l'acide du vinaigre, & la précipitant enfuite par l'alkali fixe. La parfaite diffolution de cette terre dans l'eau minérale, nous a fait foupçonner qu'elle étoit unie au principe cauſtique, qui, dans ce cas, pouvoit être regardé comme caufe de fa diffolubilité.

E X A M E N du Sel grimpant.

Les pierres, les morceaux de bois, & autres fubftances de cette efpèce qui avoifinent la fource de l'eau fulfureufe de Montmorenci, fe trouvent recouvertes d'une croûte grife, fur laquelle on remarque très-diftinctement un fel criſtallifé en aiguilles extrêmement fines. Ce fel a été nommé, par ceux qui les premiers l'ont obfervé, *fel grimpant*, parce qu'en effet il ne fe trouve attaché qu'aux corps qui font hors de l'eau. Il étoit effentiel, pour compléter notre analyfe, de chercher à examiner la nature de ce fel : c'eſt pour y parvenir que nous avons fait les expériences fuivantes.

Nous avons leffivé, à diverfes reprifes, avec de l'eau bouillante, un gros de la croûte grife en queſtion; après avoir filtré & évaporé la liqueur, nous avons obtenu par le refroidiffement, des criſtaux aiguillés extrêmement alongés; la feconde & la troifième criſtallifation nous ont donné un fel femblable au premier; enfin il nous eft refté quelques gouttes d'une liqueur, qui ne voulant plus donner de criftaux, a été évaporée jufqu'à ficcité; le réfidu qui pefoit environ un grain, expofé à l'air libre, en a attiré promptement l'humidité; une goutte d'acide vitriolique mêlée avec ce réfidu, a dégagé une vapeur blanche qui avoit l'odeur d'acide marin.

Le fel obtenu par les différentes criftallifations, foumis à plufieurs expériences, nous a paru être une véritable félénite; la grande quantité d'eau qu'il a fallu pour diffoudre complètement ce fel, femble encore favorifer notre opinion à ce fujet.

Sur le filtre qui a fervi à paffer la leffive qui a fourni les fels dont nous venons de parler, nous avons trouvé une matière grife que nous avons fait fécher foigneufement. Un peu de cette matière jetée fur un charbon ardent, a exhalé une odeur d'efprit fulfureux volatil; foupçonnant alors que cette matière contenoit du foufre, nous avons mis tout ce qui nous en reftoit dans de petits vaiffeaux fublimatoires; après un quart-d'heure de feu convenable, il s'eft fublimé à la partie fupérieure du vaiffeau, une poudre légère & citrine qui avoit toutes les propriétés d'un véritable foufre; ce qui eft refté au fond du vaiffeau après la fublimation, étoit une terre infipide qui a refufé de fe diffoudre dans les acides.

D'après ces expériences, il nous paroît que la croûte grife dont fe trouvent recouverts les corps qui avoifinent la fource de l'eau fulfureufe de Montmorenci, n'eft autre chofe qu'une terre mêlée avec un peu de foufre, une petite quantité de fel marin à bafe terreufe, & beaucoup de félénite; c'eft ce dernier fel qui paroît toujours fous la forme de criftaux très-tranfparens, auquel on a donné le nom de *fel grimpant*.

FIN de l'Analyfe des Eaux de Montmorenci.

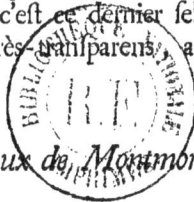